Des Angiomes et des Nœvi

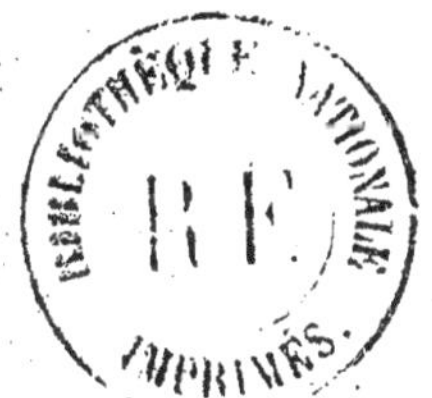

et de leur Traitement

PAR L'AIR CHAUD

Dr DARRICAU
ANCIEN EXTERNE
LAURÉAT DES HÔPITAUX DE PARIS

DES Angiomes et des Nœvi et de leur Traitement PAR L'AIR CHAUD

PARIS
IMPRIMERIE TYPOGRAPHIQUE A. DAVY
52, RUE MADAME
—
1912

A MON PÈRE

A MA MÈRE

En témoignage de mon affection sincère,
hommage de ma profonde reconnaissance.

A MES FRÈRES ET SŒURS

A MES AMIS

A MON PRÉSIDENT DE THÈSE,

MONSIEUR LE PROFESSEUR GAUCHER

A MES MAITRES DANS LES HÔPITAUX

MONSIEUR LE PROFESSEUR PINARD

MONSIEUR LE DOCTEUR BROCQ

MONSIEUR LE DOCTEUR DALCHÉ

MONSIEUR LE DOCTEUR DE MASSARY

MONSIEUR LE DOCTEUR GANDY

MONSIEUR LE DOCTEUR MOREL-LAVALLÉE

MONSIEUR LE DOCTEUR TOUPET

INTRODUCTION

Parmi les affections cutanées susceptibles de choquer le sens esthétique de l'homme, il en est deux variétés, très voisines par leur nature, qui sont particulièrement répandues : les angiomes et les nœvi.

Très vulgaires, ces difformités rompent, en effet, l'harmonie de bien des visages et les femmes, en particulier, seraient en droit de s'en plaindre. Difformités, tumeurs, disons-nous ? Sans doute, bien des gens seraient-ils surpris si nous leur disions que certaines d'entre elles eurent leurs jours de vogue !

Sous les noms divers de « grains de beauté », de « mouches », de « signes », on les a beaucoup appréciées, au XVIIIe siècle, en particulier.

Que de sonnets elles ont inspirés ! Que de jalousies féminines elles ont suscitées ! Elles firent primes et les déshéritées qui n'en étaient pas porteuses suppléaient bien vite à cette infériorité au moyen d'artifices tels que les cautérisations au nitrate d'argent.

On croit que l'usage des « mouches » dans la toilette des dames, nous vient des Persans et des Arabes, qui considèrent comme une beauté les taches noires du visage. C'est à l'époque des Croisades qu'il s'introduisit en Europe. Quoi qu'il en soit, c'est au XVIIe siècle que les femmes en France commencèrent à se parer de « mouches ». La Fontaine, lui-même, fait allusion à cette mode dans la fable de « la Mouche et de la Fourmi ». La mouche dit à la fourmi :

« *Je rehausse d'un teint la blancheur naturelle*
Et la dernière main que met à sa beauté
Une femme allant en conquête,
C'est un ajustement de mouches emprunté. »

Actuellement, soit pour des motifs d'ordre esthétique, soit pour des raisons plus sérieuses, que nous exposerons plus loin, on n'hésite plus à se débarrasser de telles difformités. Il s'agit, en effet, le plus souvent, de tumeurs étendues, soit pigmentaires, soit vasculaires.

Il nous a été donné d'expérimenter sur un grand nombre de cas, aux côtés du Dr Vignat, et grâce à son obligeance, un mode de thérapeutique nouveau destiné à cet effet. Il s'agit du traitement aérothermothérapique à très haute température.

Les résultats ayant été on ne peut plus satisfaisants, il nous a paru intéressant de les réunir dans ce modeste travail et d'en faire un sujet de thèse inaugurale.

Avant d'aborder l'étude de ce traitement spécial des affections cutanées qui nous intéressent, nous classerons ces dernières. — CHAPITRE I.

Nous examinerons ensuite les divers traitements qui leur ont été appliqués avec leurs avantages et leurs inconvénients. — CHAPITRE II.

Enfin, nous établirons la technique à suivre dans les cautérisations à l'air chaud. — CHAPITRE III.

Suivront les observations des malades qu'il nous a été donné de traiter.

Les avantages certains que nous croyons pouvoir attribuer à ce mode opératoire nous serviront de conclusions.

Tels sont les quelques points que nous voudrions essayer de fixer.

Qu'il me soit permis ici de remercier très sincèrement le Dr Vignat de l'enseignement précieux qu'il a bien voulu nous donner en aérothermothérapie. Je ne saurais également trop exprimer ma reconnaissance à MM. les docteurs Ravaut, Mouchet, Gastou, Broca, qui ont bien voulu m'aider de leurs conseils et me communiquer les observations de malades traités dans leurs services.

CHAPITRE PREMIER

On entend par « nœvi », « toutes les difformités cutanées circonscrites ». — Cette définition, donnée par M. Brocq, a le mérite d'être très simple, mais elle demande quelques développements. Plusieurs points doivent, en effet, être mis en valeur.

Au point de vue pathologique, le nœvus doit être considéré, ainsi que nous le verrons, comme une altération congénitale de la peau.

L'anatomie pathologique nous présente un développement exagéré des vaisseaux cutanés ou une production anormale de pigment, suivant les cas.

Enfin, macroscopiquement, nous constatons qu'il s'agit d'une altération permanente et limitée à une région du corps.

Tels sont les points sur lesquels a bien insisté le professeur Gaucher.

Les angiomes sont si voisins des nœvi, qu'ils peuvent être classés parallèlement à eux. Tout au plus, pourrait-on dire qu'ils comportent une prédominance dans le développement du réseau vasculaire. Ce n'est donc là qu'une question de degré.

Il existe, d'ailleurs, des formes mixtes, à zones nettement angiomateuses (très vascularisées), alternant avec des zones nœviques (pigmentées ou moins vascularisées que les précédentes).

On a fondé toutes sortes d'hypothèses à propos de l'étiologie de ces difformités.

Une vieille croyance populaire attribuait leur apparition à de vives émotions éprouvées par la mère pendant la gestation. Les perversions du goût (les envies) étant fréquentes pendant cette période, on a été amené à leur reconnaître une action sur la formation des nœvi et des angiomes.

Ces assertions, peu sérieuses en apparence, semblent cependant souligner un fait important ; la congénitalité de ces variétés d'affections.

Cette dernière est cependant discutable. Certains prétendent avoir vu apparaître leur tache, d'autres affirment l'avoir vue se développer quelquefois très tardivement, à l'âge de 15 à 20 ans. Dans les maternités, on constate, dès la naissance, la présence de ces difformités plus ou moins apparentes, plus ou moins étendues, mais se développant le plus souvent dès les premiers mois de l'enfance. Il paraît donc juste de les considérer avec Hallopeau, comme étant en général « d'origine héréditare ou embryonnaire ». Souvent minuscules à la naissance, elles peuvent évoluer à un moment donné de l'existence.

Au premier abord, il semble que les variétés de nœvi et d'angiomes doivent être très nombreuses. Leur forme, leur étendue, leur couleur, leur consistance varient, en effet, considérablement. Rayer en donne une classification très simple, ramenant à trois groupes les variétés cliniques :

1° Les nœvi pigmentaires ;

2° Les nœvi verruqueux ;

3° Les nœvi vasculaires.

Dans cette dernière catégorie rentraient les angiomes. La difficulté pour établir une bonne classification vient ici du double point de vue anatomo-pathologique et macroscopique auquel on peut se placer. Or, par bonheur, un examen confirme l'autre et le microscope ne fait que vérifier ce que l'œil a constaté.

Nous basant sur ce fait, nous adopterons ici la classification que donne le professeur Gaucher dans son enseignement. Elle dérive tout naturellement de la définition donnée plus haut.

Il y a deux classes de nœvi :

1° Les nœvi pigmentaires ;

2° Les nœvi vasculaires.

Ces derniers sont *sanguins* (hématangiomes cutanés) ou *lymphatiques* (lymphangiomes cutanés), suivant que prédomine soit la dilatation des vaisseaux sanguins, soit celle des vaisseaux lymphatiques.

On subdivise les nœvi pigmentaires en :

a) Nœvi lisses ;

b) Nœvi verruqueux ;

c) Nœvi hypertrophiques (Kaposi).

Les nœvi lisses, très superficiels puisqu'ils n'intéressent que l'épiderme et la partie toute supérieure du derme, sont des taches affectant toutes les formes, le plus souvent arrondies ou ovalaires, de dimensions très variables. Très communs, ils constituent précisément les « grains de beauté », les « mouches », dont il est question plus haut ; ils sont de couleur café au lait ou brun noir. On constate souvent la présence de poils sur ces taches, l'ensemble formant le « signe » espoir du collégien.

Ces taches sont peu gênantes le plus souvent, si ce n'est par leur nombre ou par leur étendue.

Il n'en est pas de même des nœvi verruqueux. Il s'agit, en effet, de tumeurs véritables, de couleur brunâtre, quelquefois noire. Localisées un peu partout, ces tumeurs exubérantes, sont rugueuses, présentant de nombreuses saillies dues à une hypertrophie papillaire. Aussi, certains auteurs leur donnent-ils le nom de « nœvi pigmentaires végétants ». Ici aussi, on trouve fréquemment des poils. Au palper on limite parfaitement la tumeur, mais on se rend compte qu'elle est assez étendue en profondeur, impression qui est d'ailleurs confirmée par l'anatomie pathologique, comme nous le verrons plus loin.

Une troisième variété de nœvi pigmentaire plus rare heureusement, est le nœvus hypertrophique ou molluscíforme.

Les tumeurs multiples qui constituent les lésions observées dans cette affection sont de volumes très variables, étant à peine perceptibles dans certains cas, gros comme un œuf dans d'autres cas. Elles sont très nombreuses et de consistance dure, affectant l'aspect de tumeurs sessiles et pédiculées. Quand on les incise, on constate la présence de tissu conjonctif jeune, dense, riche en cellules, se rapprochant absolument du tissu fibromateux, d'où le nom de « Molluscum fibrosum » donné à cette affection. La maladie de Recklinghausen n'en est qu'une variété clinique d'origine nerveuse, croit-on. C'est une neuro-fibromatose généralisée.

Les nœvi vasculaires, moins fréquents que les pigmentaires, ne constituent pas cependant une rareté. Les uns sont plans, les autres saillants ou tubéreux.

Les premiers sont souvent peu apparents à la naissance et peuvent passer inaperçus à ce moment, ne se développant que tardivement. De couleur rose pâle ou rouge (nœvi artériels), ou violet bleuâtre (nœvi veineux), ils forment ce qu'on appelle vulgairement la « tache de vin », si commune. C'est sur le visage et autour des orifices naturels qu'on les rencontre le plus souvent (envies), mais on peut les voir sur toutes les parties du corps. La compression atténue et fait même disparaître pour un instant très court leur couleur ; les efforts l'exagèrent, au contraire, ainsi que les menstrues.

Les nœvi vasculaires saillants ou tubéreux donnent les aspects les plus différents suivant leur étendue, suivant leur localisation, suivant leur profondeur. Ils ont été comparés à juste raison, dans certains cas, à des framboises, à des mûres, etc... Ils tendent à l'extension pendant les premières années et gagnent rapidement en profondeur et en superficie. Lorsqu'au-dessus de la tumeur l'épiderme se modifie et qu'il y a hyperkératose, l'ensemble de la lésion prend l'aspect verruqueux, tout en conservant une coloration rouge pathognomonique.

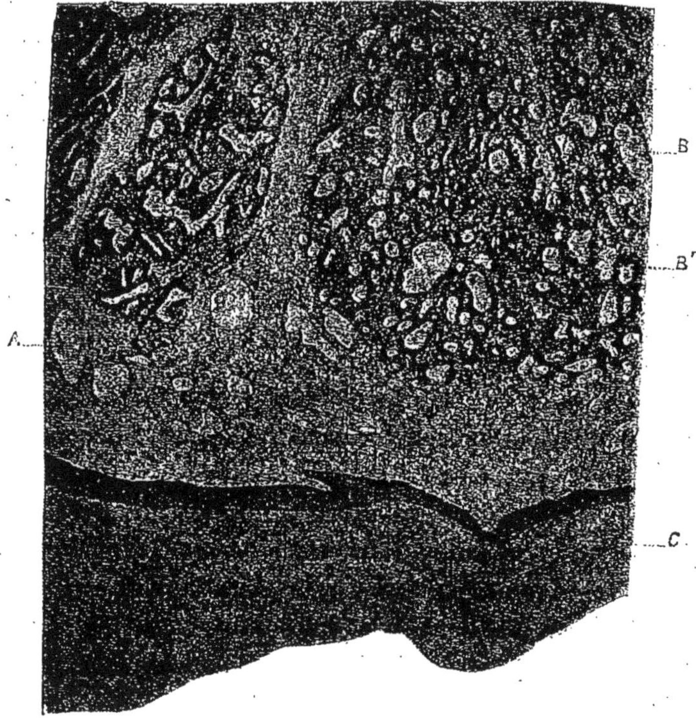

Fig. I.

Angiome de la lèvre.

On voit très nettement dans cette coupe empruntée à l'ouvrage de MM. Achard et Lœper, les capillaires de nouvelle formation situés profondément au-dessous de l'épiderme, se distinguant des capillaires normaux.

Ces tumeurs sont loin d'être négligeables, car elles peuvent provoquer des douleurs névralgiques intenses et le mauvais état circulatoire des tissus qui la composent peut amener des accidents inflammatoires et gangréneux.

Les nœvi lymphatiques cutanés sont beaucoup plus rares que les nœvi sanguins. Au point de vue qui nous intéresse, ils sont, d'ailleurs, beaucoup moins importants, n'étant justiciables que d'un traitement chirurgical. Quoi qu'il en soit, les lymphangiomes peuvent être ou circonscrits ou bien kystiques.

Les réscaux lymphatiques sont très développés au niveau de ces tumeurs et une piqûre pratiquée à leur intérieur donne le plus souvent un liquide clair, séreux, chargé de cellules lymphatiques.

Voici les types cliniques les plus fréquemment observés, parmi les difformités cutanées classées : angiomes, et nœvi.

Pour leur appliquer utilement un traitement direct, il importe d'en connaître les lésions anatomopathologiques. La coupe figurée ici permet de se rendre compte des transformations histologiques subies. Elle se rapporte au type le plus vulgaire d'angiome vasculaire (Figure I).

CHAPITRE DEUXIÈME

Etude des divers traitements appliqués aux angiomes et aux nœvi avec leurs avantages et leurs inconvénients.

L'opportunité du traitement appliqué aux angiomes et aux nœvi n'est plus discutable aujourd'hui. Peu gênantes et pas douloureuses, en général, ces affections ne sont pas exemptes, en effet, de bien des inconvénients et comportent souvent des complications graves.

Et d'abord, dès qu'elles s'étendent, elles sont peu agréables à voir et l'esthétique réclame leur disparition.

Nous avons vu également qu'elles peuvent, dans certains cas, présenter des phénomènes inflammatoires consécutifs ou non à un traumatisme. Il n'est pas rare de voir à leur surface se former des escharres et des gangrènes localisées, provenant d'un état circulatoire défectueux.

Toutes ces raisons sont déjà appréciables, mais on peut encore craindre des complications plus sérieuses et malheureusement trop fréquentes.

Il existe, en effet, des formes de nœvi, soit pigmentaires, soit vasculaires, demeurant stationnaires ou presque stationnaires pendant l'enfance, puis évoluant brusquement en changeant absolument d'aspect. De presque planes qu'elles étaient, les lésions deviennent exubérantes. Leur extension est souvent rapide et chez l'adulte ou chez le vieillard même, on voit des tumeurs bénignes à leur génèse, prendre petit à petit des caractères de malignité.

Ce fait a été fréquemment observé et bien des cancroïdes de la face reconnaissent pour point de départ un nœvus. On assiste alors à un développement rapide de la tache, soit en largeur, soit en profondeur dans le derme. Bientôt la base s'indure, puis une ulcération se produit, laissant voir un fond végétant, irrégulier et saignottant. Cette nouvelle lésion, greffée sur la première mérite donc bien le nom de « nœvo-carcinome ». Elle est assez fréquente et évolue le plus souvent comme une tumeur maligne.

Devant de tels dangers, il était intéressant de pouvoir fixer les caractères anatomo-pathologiques qui pouvaient permettre d'établir le diagnostic précoce des variétés de nœvi particulièrement redoutables. Aussi de nombreux travaux ont-ils été dirigés dans ce sens.

En 1880, Demieville constate la présence de nombreux amas cellulaires formant un stroma dans le chorion ; Unna étudia de plus près ces amas cellulaires et, par une série de très beaux travaux, il arriva à découvrir leur origine épithéliale. D'après lui, il y a eu envahissement du derme par les cellules épithéliales. Un étranglement au niveau du corps muqueux tendrait à empêcher cette prolifération cellulaire circonscrivant ainsi à son anneau inférieur un amas épithélial.

Cette théorie, très séduisante d'ailleurs, est aujourd'hui généralement admise.

En 1892, Reboul, dans sa thèse inaugurale, traite très en détail de la question de l' « Epithélioma développé sur les nœvi » et conclut, vu la fréquence de cette dégénérescence, aux soins que l'on doit apporter pour l'éviter surtout dans la classe ouvrière où les nœvi sont si exposés à de nombreuses causes d'irritation.

Il y a donc indication, dans la plupart des cas d'angiome et de nœvi, à intervenir.

Les traitements proposés à cet effet n'ont pas manqué. Nous passerons en revue les principaux d'entre eux en mentionnant leurs indications, leurs avantages et leurs inconvénients.

Traitement par l'application de topiques.

L'emploi des topiques d'ordre divers a été pratiqué très anciennement. Les caustiques, en particulier, ont été appliqués à tort et à travers, aussi bien sur les nœvi pigmentaires que sur les vasculaires. L'éthylate de soude, la potasse caustique, les acides acétique, phénique, nitrique, sulfurique, le nitrate acide de mercure ont été en vogue, ainsi que le collodion au sublimé et surtout la pâte de Vienne (Hardy). Les résultats étaient médiocres, incomplets le plus souvent, et quelquefois même funestes. Il se produisait, en effet, des pustules, et dans beaucoup de cas, une suppuration intense se formait, suivie de l'apparition de chéloïdes. Cependant, lorsque le nœvus était très petit, on a pu observer par ce moyen, la disparition de là tache.

Traitement par la cautérisation ignée.

La cautérisation ignée, par le fer rouge ou le thermo-cautère, est d'une application facile et peut également être suffisante dans les taches très restreintes. Elle ne peut cependant pas être pratiquée sur les nœvi vasculaires courants, d'une étendue appréciable, soit en superficie, soit en profondeur, en raison de la cicatrisation consécutive qui est très défectueuse.

De plus, c'est là un procédé un peu aveugle, tant il est difficile de se rendre compte du tissu sur lequel on opère. Le galvanocautère n'en demeure pas moins l'une des méthodes de choix dans une variété spéciale de nœvus vasculaire très limitée, qu'on appelle « nœvus stellaire ».

Vaccination.

La vaccination a donné de bons résultats quand l'enfant n'a pas encore été vacciné, mais cette indication très spéciale n'est justifiée que si le nœvus est encore très petit et, de plus, la cicatrice en est extrêmement persistante.

Compression élastique.

La compression élastique trouve son application dans certains cas définis seulement. Elle n'agit et ne peut agir que si le nœvus repose sur un plan résistant. Dans ces conditions, le colodion est un agent précieux, exerçant une compression continue si l'on a soin de le remplacer fréquemment. Mais c'est là un traitement de longue haleine et dont les effets ne sont appréciables que dans des cas très limités.

Scarifications.

On pouvait espérer les meilleurs résultats de la scarification et cependant, après des essais nombreux de Balsmanno Squirre (scarifications linéaires quadrillées) de Shoerwell (scarifications ponctuées) et de Marshall Hall, Coates, etc., on a dû renoncer définitivement à ce procédé.

Electrolyse.

Il n'en est pas de même de l'électrolyse, qui, de nos jours, comporte encore un grand nombre de partisans. Ce mode de traitement est principalement applicable aux tumeurs vasculaires. Boudet, de Paris et Redard, l'ont fort bien étudié. Ils préconisent tous deux l'électrolyse unipolaire, c'est-à-dire qu'une aiguille seulement est implantée dans le nœvus à traiter, représentant l'un des pôles, de préférence le pôle positif. Si l'on se sert du pôle négatif, comme Redard conseille de le faire, à la fin de la séance, il faut notablement diminuer l'intensité du courant.

M. Bergonié emploie en général la méthode bipolaire avec laquelle il prétend obtenir des résultats plus rapides. Et, en effet, ce fait est appréciable; car l'un des écueils de ce traitement est précisément sa longueur et la lenteur de son action. Il faut une série de séances avec des intervalles prolongés et le patient ne se voit pas encouragé à persister par la constatation d'une amélioration rapide. C'est là ce que souligne le professeur Quénu quand il déclare avoir obtenu de bons résultats par l'électrolyse « en y mettant le temps et la patience nécessaires ». Cette opération comporte donc une grande prudence de la part de l'opérateur et une grande confiance de la part du sujet. De plus, il faut une compétence très particulière du médecin traitant pour faire chaque séance au moment voulu et une grande surveillance de sa part est nécessaire pour en régler la durée et mettre ses appareils au point, suivant les cas. C'est donc là un procédé très délicat. De même que la galvanocautérisation, il est particulièrement recommandable dans le traitement des nœvi stellaires.

Radiothérapie.

MM. Gastou et Zimmern ont très nettement établi la technique à suivre pour le traitement des nœvi vasculaires par la radiothérapie. Une foule de précautions relatives à l'âge du sujet, au siège et à la nature de la lésion, au temps de la séance, à la quantité de rayons, etc..., sont à observer scrupuleusement sous peine des pires ennuis. C'est dire que l'application d'un tel traitement est très difficile et qu'elle devient dangereuse chaque fois qu'elle n'est pas pratiquée par un spécialiste compétent. Ce n'est pas tout et des écueils formels la rendent impossible dans certains cas. Quel est, en effet, l'enfant qui consent à rester immobile pendant les séances prolongées qu'on lui impose? Cette condition est cependant indispensable.

Il faut arriver, comme l'explique M. Gastou, à provoquer une inflammation ou une réaction dans les tissus malades des nœvi vasculaires. « par une dose suffisante des rayons pénétrants », sans amener d'emblée une radiodermite superficielle qui, établie, deviendrait plus grave que la tumeur elle-même.

Radiumthérapie.

Un nouveau traitement est dû à l'application thérapeutique d'une des plus grandes découvertes de la fin du siècle dernier; il s'agit de la radiumthérapie.

Ce n'est qu'en 1906 que les premiers essais ont été faits sur les nœvi et les angiomes, par Vickham et Degrais. Mettant à profit leur parfaite compétence en la matière, ils ont très rapidement obtenu les résultats qu'ils attendaient, faisant disparaître des taches vasculaires même très étendues. Par des applications courtes et répétées, ils virent très rapidement les surfaces exubérantes s'aplanir. Pour les formes planes, Degrais recommande la plus grande réserve. Dans tous les cas, d'ailleurs, la prudence scrupuleuse s'impose, car une action trop forte occasionnerait l'apparition de dépressions fâcheuses dans les tissus. Le champ d'action de la radiumthérapie est donc limité, même lorsque l'application est faite par des mains expertes. Aussi l'abus de cette méthode a-t-elle amené la constatation d'une série de cas fâcheux ! A la *Société de Chirurgie de Paris*, le professeur Kirmisson, dans la séance du 12 juin dernier, fait remarquer qu'on a abusé de ce procédé pendant ces dernières années et il le déplore.

Voici les deux cas qu'il cite :

Un malade, traité par le radium, est porteur d'une tumeur en voie d'accroissement « car si toute sa partie centrale était d'un blanc fibreux, cicatriciel, elle présentait, à sa périphérie, une ligne formée de points d'un rouge violacé, traduisant l'activité du processus angiomateux ».

L'extirpation fut alors pratiquée avec succès complet par le professeur Kirmisson.

« Le second fait, beaucoup plus fâcheux, puisqu'il aboutit à une grave difformité, montre les dangers de la radiumthérapie. » Et l'auteur présente un enfant de deux mois qui, à sa naissance, était porteur d'un angiome de la joue, de la grosseur d'une noix. Depuis un mois, il est traité par le radum. Voici la description qu'en fait le professeur Kirmisson, après ce traitement :

« La lèvre inférieure est tombée à la suite du traite-
« ment et l'orifice buccal est béant, très élargi ; à tra-

« vers cet orifice, on aperçoit le rebord alvéolaire inférieur, la langue, la région sublinguale et la face interne des joues ; la vaste plaie du côté de la commissure gauche surtout, est encore en voie de suppuration. »

A la suite de cette double présentation de malades, le professeur Pierre Delbet souligne les faits suivants :

« Dans la majorité des cas, les spécialistes font des « applications en surface ; le radium est appliqué sur « les téguments, de telle sorte que les radiations « (rayons β et γ) doivent traverser les téguments pour « atteindre les parties sur lesquelles ils doivent agir. « Aussi n'est-il pas étonnant qu'on observe des lésions « des téguments. »

Et l'auteur cite alors le cas d'une dame « atteinte « d'un angiome diffus de la face ; à la suite d'applica- « tions de radium, elle a des ulcérations croûteuses, « des épaississements squameux de l'épiderme ; bref, « elle est dans une situation bien plus fâcheuse après le « traitement qu'avant ».

La radiumthérapie présente donc bien des dangers par son application. Quels sont les résultats qu'elle fournit ?

Dans bien des cas, ils sont satisfaisants, mais dans les meilleurs d'entre eux, la cicatrice est blanche et lisse, formée d'un tissu particulier, très aisément reconnaissable, parce qu'on le distingue à première vue du tissu normal et qu'on a appelé, à très juste titre « tissu de restitution ».

Traitement par la neige carbonique.

Nous ne citerons que pour mémoire le traitement à la neige carbonique, abandonné aujourd'hui par ses partisans d'hier. Son emploi dans les cas de nœvi et d'angiomes est difficile et, comme le fait rémarqeur M. Mouchet, « c'est un procédé qu'on n'est pas maître de bien « régler. »

Tels sont, très résumés, les divers traitements médicaux que l'on peut appliquer dans les cas d'angiomes ou de nœvi.

Traitement chirurgical.

Un traitement chirurgcal peut aussi être pratiqué sur ces tumeurs, comme l'indique fort bien M. J.-L. Faure dans son ouvrage sur « Les Maladies chirurgicales de la peau et du tissu cellulaire sous-cutané ». Mais si, suivant les conseils de l'auteur, on opère largement, on a nécessairement déperdition abondante de substance et, par conséquent, une large et profonde cicatrice chirurgicale toujours apparente.

Cette chirurgie est donc praticable sur certaines tumeurs situées sur le corps, mais elle est à éviter sur la face.

Il semble, d'ailleurs que, si le résultat est presque toujours bon dans les nœvi pigmentaires, même étendus, il l'est beaucoup moins dans les tumeurs très vascularisées. Les lymphangiomes, cependant, comme nous l'avons dit plus haut, guérissent bien par ce procédé.

CHAPITRE TROISIÈME

Technique à observer dans le traitement par l'air surchauffé à 750°

L'emploi de l'air chaud en thérapeutique n'est pas de date toute récente, puisqu'en 1840 un médecin français, du nom de Guyot, fit connaître ce procédé, qu'il appela « incubation ». Bier, en Allemagne, remit, il y a quelques années, cette méthode en vogue, en pratiquant « l'hyperhémie active ou artérielle ».

Les applications de ce traitement furent, d'ailleurs, limitées à des indications toutes médicales ; il s'agissait de traiter l'élément douleur par des enveloppements dans des boîtes contenant de l'air surchauffé. On atteignait ainsi des températures maxima de 70° au point traité.

Une instrumentation ainsi comprise étant très imparfaite, ne pouvait s'appliquer qu'à un nombre très restreint de cas.

Toute autre est aujourd'hui la conception de l'aérothermothérapie, parce que les moyens dont on dispose ont permis de construire des appareils très perfectionnés et d'étendre, par le fait même, le champ de cette thérapeutique.

M. Jayle, le premier, fit construire un appareil pouvant donner les températures très élevées de 700° à 800°. Il s'en servit dès 1898 pour pratiquer, avec quelque succès, des cautérisations en gynécologie.

En 1908, sur les indications de MM. Deperdussin et Vignat, la maison Gaiffe composa un appareil répondant à tous les usages, que l'on peut attendre de lui et que nous allons décrire. C'est, en effet, grâce à lui qu'ont été pratiquées toutes les interventions sur les nœvi et les angiomes, dont nous donnerons les observations plus loin.

Le Dr Vignat, dans *La Presse Médicale*, de décembre 1911, a très nettement décrit cette instrumentation.

Il y a deux parties distinctes dans l'appareil : une source d'air et un générateur de chaleur qui est fournie par une résistance électrique. Tout autour de cette dernière, se trouve une double gaîne métallique dans l'interstice de laquelle chemine l'air.

L'air peut être produit, soit par une pompe rotative actionnée par une petite dynamo, soit par un obus d'air comprimé muni d'un détenteur à deux robinets, soit encore à Paris, par la Compagnie Popp, sous la pression de 5 kg. Tout ceci dépend des conditions dans lesquelles on opère et des exigences des situations.

Quoi qu'il en soit, l'appareil étant en marche, la résistance électrique rentre en incandescence et tout l'air qui circule à l'intérieur des cylindres métalliques entourant cette résistance, se chauffe. Pour régler l'appareil, deux choses sont à considérer : d'une part, la force du courant d'air ; d'autre part, l'intensité du courant électrique. On arrive ainsi aux températures tout à fait précises que l'on désire obtenir.

Tel est, en deux mots, le principe de l'appareil à air chaud dont nous avons fait usage : il est actuellement le plus perfectionné.

Les circonstances matérielles ne permettent pas toujours d'utiliser ces appareils de la même façon, aussi a-t-il fallu en construire plusieurs variétés. Le Dr Vignat a décrit très clairement ces dernières dans son article de *La Presse Médicale*, de décembre 1911.

Il y a l'appareil électrique portatif avec pompe rotative dont la vitesse est réglée par un rhéostat, l'appareil fixe avec tableau mural (l'air est alors fourni par la Compagnie Popp), l'appareil à essence « dans lequel la résis- « tance électrique est représentée par un énorme cou- « teau de thermocautère, qu'un courant d'air carburé « peut porter au rouge blanc ».

Dans toutes ces variétés, une chose persiste toujours, c'est la partie maniable de l'appareil, celle dont se sert le praticien. On l'a longtemps appelée « sonde » ; il serait plus juste, comme le fait remarquer M. Vignat, de lui donner le nom de « thermogène », puisque c'est à son intérieur que prend naissance l'air chaud. De volume et de poids très réduits, il se termine par des « em-

« bouts interchangeables, de toutes formes, appropriés « à l'usage ». Le courant d'air chaud peut sortir des embouts, soit d'une manière continue, soit par intermittence, en appuyant sur le bouton pressoir placé à la portée du pouce. Ce dispositif est, d'ailleurs, tout à fait nécessaire pour agir d'une façon précise et limitée en un endroit déterminé.

Nous reviendrons sur l'importance de ce point en décrivant la technique opératoire.

La cautérisation à l'air chaud à 700° et 800° est certainement très douloureuse, mais elle présente cette particularité, c'est que la douleur ne persiste pas. Autrement dit, l'opération supportée, le malade ne se plaint plus dès qu'elle est terminée. Ce fait, généralement observé chez tous nos opérés ne peut s'expliquer que par l'existence d'un phénomène thermo-anesthésique très connu et décrit depuis longtemps. Il est très appréciable dans la cautérisation et la carbonisation à l'air chaud.

Mais, est-ce là une raison suffisante pour entreprendre l'opération sans recourir à l'anesthésie ? Les circonstances doivent nous guider ; en général, il est indiqué de dispenser le malade de douleurs très vives, si courtes soient-elles. Sauf dans les cas de tumeurs très réduites, il vaut donc mieux pratiquer l'anesthésie.

Les topiques destinés à cet effet, tels que l'éther, le chlorure d'éthyle, le chlorure de méthyle, etc., sont dangereux, puisqu'ils s'enflamment au contact de l'air chaud.

Les injections de cocaïne, de novocaïne, etc..., sont difficiles à effectuer dans les angiomes et, en général, dans toutes les tumeurs vascularisées ; les tissus se laissent très inégalement distendre et les terminaisons nerveuses sont imparfaitement impressionnées.

L'anesthésie locale ne peut donc utilement être employée que dans les cas de nœvi pigmentaires limités.

Le bromure d'éthyle, le chlorure de méthyle, le chlorure d'éthyle et l'éther administrés en vue de l'anesthésie générale, sont également dangereux, puisqu'ils explosent au contact de l'air surchauffé.

Le protoxyde d'azote, ne présente pas les mêmes inconvénients, mais, en outre, de la difficulté de son administration, il ne peut être appliqué que dans les opérations de courte durée, son action étant très limitée.

Le chloroforme est encore le plus recommandable des anesthésiques. Son emploi est d'autant plus indiqué que, dans les interventions en question, ses inconvénients peuvent être aisément évités. De très faibles doses suffisent, en effet, et quelques bouffées de chloroforme suppriment la sensibilité consciente et immobilisent le malade. Cette immobilisation est une chose tout à fait nécessaire à obtenir, pour que l'opération se fasse dans les meilleures conditions. A ce point de vue encore, l'anesthésie générale trouve son indication la plus formelle.

Le malade est endormi ; il importe de pratiquer, comme dans toute intervention chirurgicale, un lavage complet de la région à opérer. Les bords doivent être particulièrement aseptisés, pour éviter toute chance d'infection secondaire par leur intermédiaire. On savonnera donc largement la région, soit avec des compresses, soit mieux encore, avec une brosse bien stérilisée. On badigeonnera ensuite à la teinture d'iode, en atteignant et dépassant les bords. Un large nettoyage à l'alcool à 90° permettra de distinguer la zone à cautériser que pourrait dissimuler la teinture d'iode.

Ces précautions étant scrupuleusement observées, on est certain d'opérer dans de bonnes conditions.

On recouvre alors toute la région d'un grand champ stérilisé imbibé d'eau, également stérilisée. On détermine, au moyen de ciseaux, une ouverture dans ce champ humide, mettant ainsi exactement à découvert la tumeur.

C'est à ce moment que l'opérateur prend en main le thermogène et qu'il va pratiquer la cautérisation. La description et la mise au point de ce temps opératoire ont été parfaitement établies par M. Ravaut qui, durant l'été de 1909, à l'hôpital Saint-Louis, traita avec le concours du Dr Vignat, un grand nombre de malades par ce procédé.

Il ne suffit pas, en effet, de détruire la tumeur par un emploi aveugle du thermogène et de cautériser au hasard, soit du tissu malade, soit du tissu sain, sans se baser sur des indices permettant de repérer son champ d'action. Faisant une série d'observations très minutieuses, MM. Ravaut et Vignat sont arrivés à fixer une technique à l'aide de laquelle il est très facile d'éviter de tels tâtonnements. Grâce à leurs observations, on peut parfaitement bien se rendre compte de la qualité du tissu sur lequel on opère. Cette connaissance est de la plus grande utilité.

Le mode opératoire est très simplifié par ce fait même, mais il nécessite néanmoins une certaine pratique permettant d'interpréter les diverses phases de l'intervention, il faut donc la plus grande attention de la part de celui qui l'applique.

Tenant de sa main droite le thermogène, le praticien s'ingéniera, soit au moyen de ses doigts, soit avec des ciseaux, ou mieux, des instruments spéciaux, à faire saillir autant que possible la tumeur. A cet effet, il exercera une pression sur les tissus voisins, toujours recouverts de champs humides. Cette manœuvre importante facilitera beaucoup la cautérisation qui va suivre.

Cette dernière se fait avec un thermogène petit modèle, à embout droit, très étroit.

« L'appareil est réglé pour fournir de l'air de 700° à 800°, sous une pression de 290 à 300 grammes. On dévisse la bague située au-dessous du bouton pressoir, jusqu'à ce que l'air cesse de sortir par l'embout. Ainsi disposé, le jet est commandé par la pression du doigt sur le bouton.

L'appareil étant en mains, on l'approche de la surface à brûler, de façon à ce que l'embout soit perpendiculaire au champ opératoire, et son extrémité à 1 à 2 millimètres. La pression du doigt s'exerce alors sur le bouton et, à chaque pression, correspond une carbonisation d'un point parfaitement limité. » (Dr Vignat, *Presse médicale*, décembre 1911.)

La direction perpendiculaire que doit prendre l'embout par rapport au champ opératoire, doit être scrupuleusement observée sous peine des ennuis les plus fâcheux. L'air fuse, en effet, très facilement et la moindre obliquité de sa direction peut déterminer des brûlures graves, douloureuses, et pouvant même s'adresser à du tissu sain périphérique, y laissant parfois des traces.

Il est évident qu'on agit d'ailleurs beaucoup plus directement en profondeur dans cette position perpendiculaire.

La manœuvre du bouton pressoir, très simple à exécuter, permet d'opérer par jets intermittents, qui seuls, donnent la possibilité d'observer avec exactitude les phases de l'intervention. Grâce à elle, on agit d'une manière raisonnée, précise et limitée couche par couche.

Comment réagissent les tissus sous l'influence de l'air chaud à 700°, à 800° ?

Les choses ne se passent pas tout à fait de la même façon, suivant que l'on a affaire aux diverses variétés d'angiomes ou de nœvi.

Pour les nœvi pigmentaires, la cautérisation est très facile, puisqu'elle s'adresse à une tumeur, en général superficielle, assez homogène et aisément limitable. Il suffit donc de carboniser la tumeur par projections successives d'air chaud, puis, suivant le procédé indiqué par M. Ravaut, on curette largement tout le tissu détruit jusqu'au moment où l'on atteint le tissu normal non pigmenté. Ce curettage très important peut être rendu un peu pénible parfois, à cause de la présence de nombreux poils à l'intéreur même du nœvus.

Pour les nœvi vasculaires et aussi pour les angiomes, il faut une bien plus grande minutie.

Sous le premier jet d'air à 700°, à 800°, on verra l'épiderme se boursouffler en prenant une teinte blanchâtre, puis éclater comme une phyctène qui crève. Avec une compresse, ou mieux, d'un coup de curette, on pourra alors, comme l'ont indiqué MM. Ravaut et Vignat, et, suivant leur procédé, constater l'état des tissus sous-jacents.

« Ces tissus, si le nœvus est un peu profond, apparaîtront rouges, violacés, luisants. Il sera, dans ce cas, nécessaire de projeter un nouveau jet d'air brûlant. Généralement, la deuxième, quelquefois la troisième fois, on voit le tissu du nœvus devenir blanc. La circulation y est alors supprimée. On attendra quelques instants pour voir si elle ne se rétablit pas en se colorant de nouveau. Si, au bout de quelques secondes, la teinte blanche persiste, la cautérisation n'a pas besoin d'être poussée plus loin. On procédera ainsi sur tous les points de la tumeur. (Vignat, *Presse Médicale*, 1911.)

L'usage de la curette est précieux dans cette opération, car il débarrasse au fur et à mesure le champ opératoire de tissus carbonisés, permettant ainsi d'atteindre les tissus profonds jusqu'à destruction complète de la tumeur.

M. Ravaut a particulièrement insisté sur ce point si

indispensable, pour mener à bien la cautérisation. Cette dernière terminée, il se forme une petite escharre qui tombe quelques jours après. Au-dessous d'elle de beaux tissus bourgeonnants, bien vivants, s'épidermisent rapidement.

Il est bien rare que cette opération ne puisse être accomplie en une séance, surtout si le patient est sous chloroforme. L'étendue de la tumeur, dans ces conditions, n'est pas un empêchement à la perfection de la cautérisation, puisque la brûlure consécutive n'est pas douloureuse.

Telle est, exposée, la technique opératoire du procédé thérapeutique des angiomes et des nœvi par l'air chaud. Quelles en sont les suites ?

Il y a une brûlure non douloureuse, plus ou moins profonde, plus ou moins étendue. Il faut et il suffit donc de veiller à l'aseptie parfaite de cette plaie, qui, toute formée de tissu sain, tend vers une cicatrisation rapide.

Les pansements seront rares pendant les trois premiers jours, à condition, bien entendu, que la protection de la plaie soit assurée immédiatement après l'opération, d'une façon scrupuleuse.

Chaque fois que l'on découvre la brûlure par la suite, on constatera la présence de bourgeons bien vivants se rapprochant les uns des autres, pour combler la plaie et arriver à la formation de tissus nouveaux. Au bout de quelques jours, des îlots d'épiderme se forment, recouvrant un tissu tout à fait normal, n'ayant aucun des caractères de pigmentation ou de rétraction des tissus cica-

triciels. C'est ce fait on ne peut plus appréciable que souligne M. Ricard, lorsqu'il dit à la Société de Chirurgie, présentant un malade traité à l'air chaud, par MM. Ravaut et Vignat : « J'insiste sur deux points intéressants :
« la rapidité très grande de la guérison, et la perfec-
« tion (j'allais dire l'absence) de la cicatrice. »

Les pansements à appliquer sont très variables, non pas suivant les variétés de tumeurs, mais suivant les peaux. Chaque épiderme, selon qu'il est gras ou sec, épais ou fin, etc..., semble réagir à sa façon. Le pansement humide, le pansement sec, le pansement à la pâte, à l'oxyde de zinc, au phlyctol, à l'ambrine, peuvent être employés suivant les cas. Ils doivent toujours être aussi rares que possible et, dès que l'épiderme nouveau protège suffisamment la brûlure, il vaut mieux les supprimer.

OBSERVATIONS

Observation I

(**Malade de M. Broca opéré par M. Vignat**).

J. F..., 3 mois.

Présente une tumeur vasculaire, l'une un angiome de la dimension d'une pièce d'un franc située sur la partie externe de la région sus-orbitaire gauche, l'autre, grande de deux francs, angiome également, situé sur la région pariété-occipitale droite.

Le 16 juin 1911, M. Broca fait pratiquer par le Dr Vignat des applications à 750° d'air chaud, la première assez profonde, la deuxième plus superficielle. Les deux tumeurs ont parfaitement disparues et un mois après l'opération, la cicatrisation était parfaite.

Observation II

(**Malade de M. Broca opéré par M. Vignat**).

E. H..., âgé de 6 mois.

Angiome congénital de la région frontale droite. Augmente de volume. La mère, qui amène son enfant chez M. Broca à Necker, présente elle-même un angiome de la région pariétale gauche, mais peu étendu.

Celui de l'enfant, le 16 juin 1911, date de l'intervention à l'air chaud par le Dr Vignat grand comme un pois chiche.

Les résultats ont été parfaits, et la cicatrisation rapide.

Observation III

(Malade de M. Vignat).

L. G..., 25 ans.

Présente un nœvus pigmentaire exubérant, de couleur brun-noirâtre, situé à cinq centimètres au-dessus du creux de l'aisselle droit, d'aspect arrondi et de la dimension d'une pièce de 50 centimes.

Le 14 avril 1912, une cautérisation à 750° suffit pour détruire toute la tumeur et un mois après l'intervention, la cicatrisation est parfaite ne laissant, pour ainsi dire, aucune trace.

Observation IV

(Malade de M. Vignat).

P. D..., 30 ans.

Nœvus congénital de la région prosternale gauche. Gros comme une amande et très végétant, de couleur noirâtre, ce nœvus s'effrite par le simple grattage à l'ongle. Il est profond et le 17 mai 1912, date de l'intervention à l'air chaud, il faut pratiquer un curettage très complet pour obtenir l'élimination après cautérisation de toute la tumeur. Les résultats ont été excellents et la cicatrisation très rapide.

Observation V

(Malade de M. Monchet traité par M. Vignat).

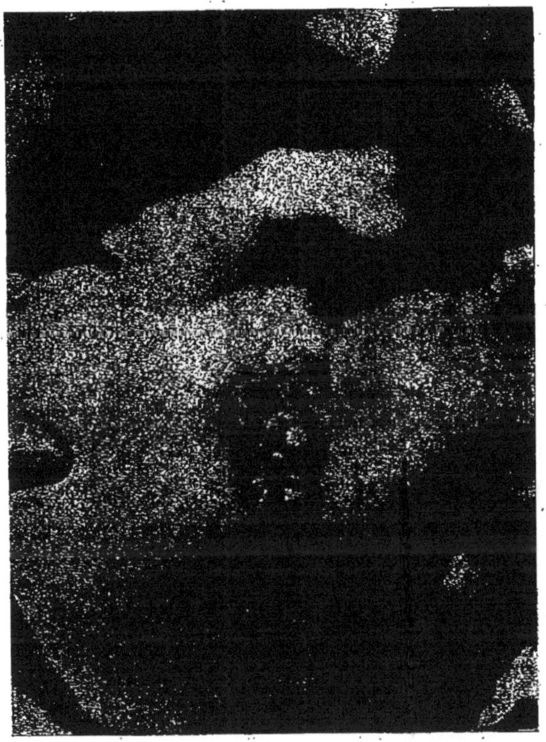

N° 1 Observation V.

B. C..., âgée de 6 mois.

A la naissance, la mère constate la présence d'une sorte de végétation au-dessus de l'anus, en arrière de cet orifice. Cette tumeur augmente de volume et prend un aspect rouge violacé.

Le 12 juin 1911 l'enfant est présenté à M. Monchet à l'hôpital Saint-Louis. Elle est porteuse d'un *angiome* de la marge de l'anus et de la vulve dépassant le clitoris en avant

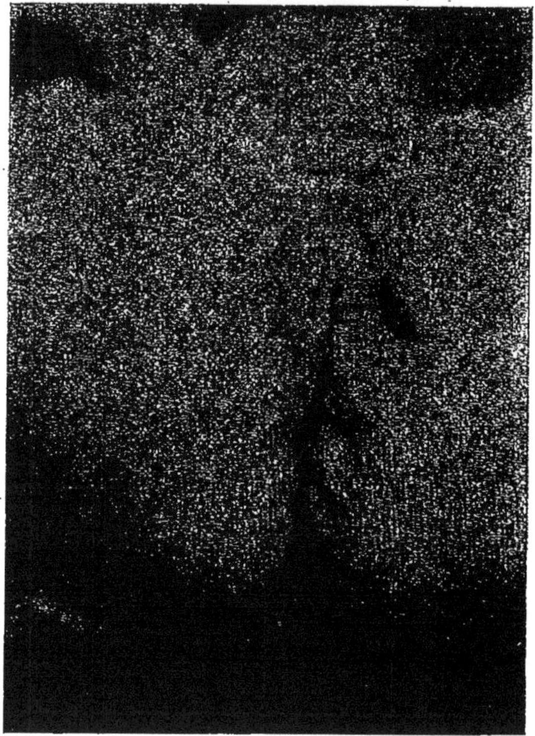

N° 1 Observation V.

et atteignant le mont vénus et débordant largement l'anus en arrière. Il est long de 7 centimètres sur 2 centimètres de largeur à sa portée moyenne. Très exubérant puisqu'en rabattant les cuisses sur l'abdomen de l'enfant, et en essayant d'appliquer à plat la main sur ses fesses, on rentre en contact avec la tumeur avant de toucher le point culminant de ces dernières. Une seule cautérisation à l'air chaud, très profonde et accompagnée de curettage énergique, est pratiquée sous chloroforme. La photographie n° 1 due à M. Gastou, montre le résultat obtenu.

Observation VI

(**Malade de M. Vignat**).

E. G..., 9 mois.

Angiome congénital augmentant très rapidement de volume à partir de 5 mois.

Le 12 novembre 1911 la tumeur, située dans le creux de l'aisselle gauche est arrondie et de la grandeur d'une pièce de 5 francs. Elle est rouge framboisée et assez exubérante.

Immédiatement, M. Vignat applique sa méthode de cautérisation et une seule intervention fut suffisante. Deux mois plus tard, l'enfant est examiné et c'est à peine si l'on devine la cicatrice.

Observation VII

(**Malade de M. Ravaut opéré par M. Vignat**).

M. F..., âgé de 32 ans.

Présente un nœvus vasculaire plan de la joue gauche ; au centre, se trouve un point angiomateux du volume d'un petit pois. Ce malade avait antérieurement subi plusieurs séances de radiothérapie sans succès. Le 18 juillet 1911, à l'hôpital Saint-Louis, MM. Ravaut et Vignat opèrent à l'air chaud ; en trois séances, malgré l'étendue de la lésion, ils

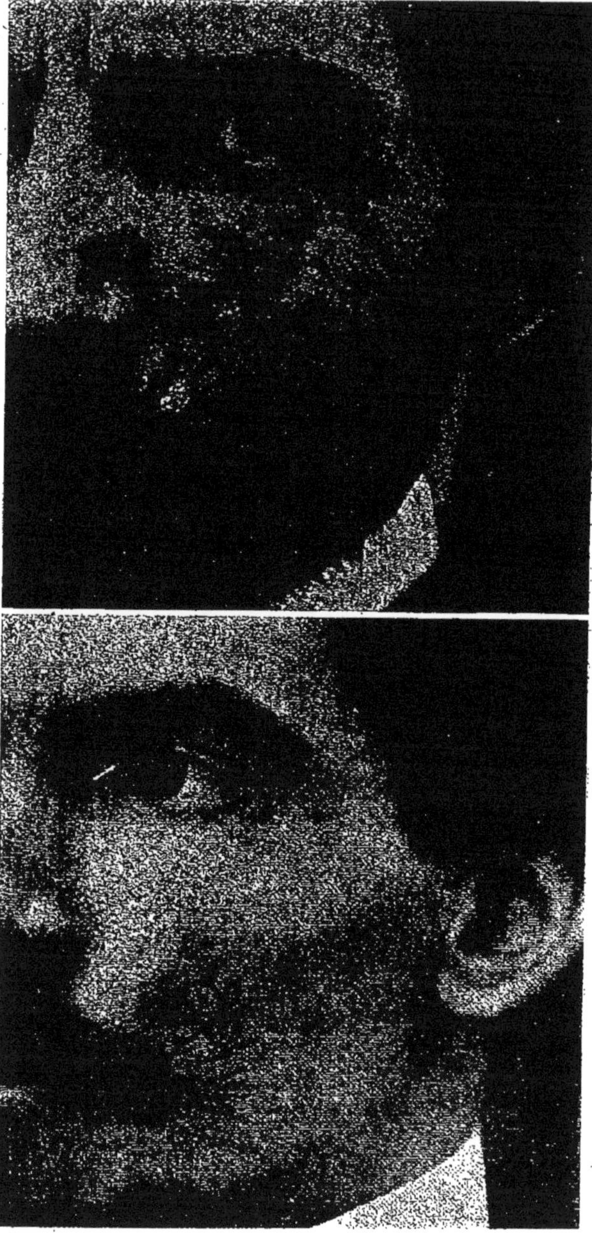

N° 2. Observation VII.

arrivaient à détruire la tumeur. Au bout de 15 jours, la croûte tomba et la cicatrisation fut rapide. Ce malade, pré-

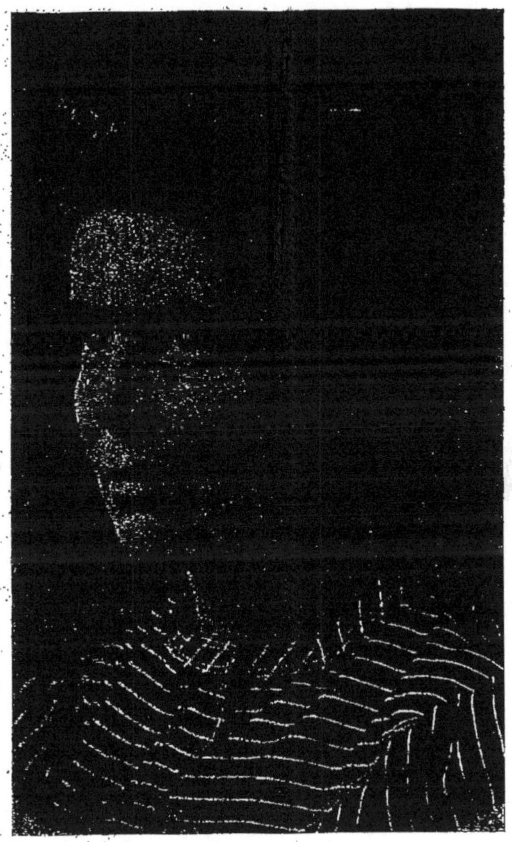

N° 3. Observation X.

senté à la Société de médecine (séance du 28 octobre 1911), est tout à fait guéri. (Phot. n° 2).

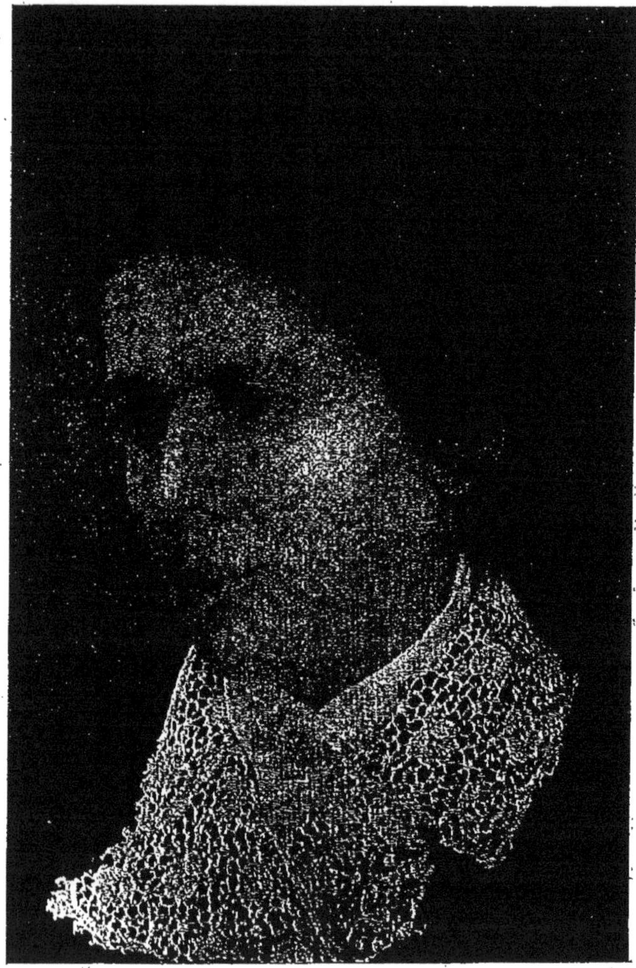

N° 3. Observation X.

Observation VIII

(Malade de M. Mouchet opéré par M. Vignat).

R. D..., âgé de 16 mois.

Né avec une tache rouge grande comme une pièce de 50 centimes, cette tache augmente très rapidement après la naissance et le 15 décembre 1911, le petit malade est amené à Bretonneau où M. Mouchet l'examine.

La tumeur, un angiome très étendu de la région présternale est large de 9 centimètres 1/2 sur 5 centimètres de hauteur.

Le 25 décembre, les pointes de feu n'ayant donné que des résultats très médiocres, M. Mouchet fit appel à l'air chaud. Trois cautérisations sont faites à 15 jours d'intervalle, avec curettage profond, la profondeur de l'angiome étant de 2 cent. 1/2 environ. L'enfant a complètement guéri et a été présenté à la Société de médecine par M. Vignat, à la séance du 28 octobre 1911.

Les résultats sont parfaits.

Observation IX

(Malade de M. Mouchet opéré par M. Vignat).

H. G..., enfant âgé de 9 mois.

Présente un angiome congénital de la racine du nez, gros comme une cerise. Le 17 octobre 1911, une simple cautérisation à 750°, avec quelques coups de curettes est pratiquée et un mois après, la guérison est complète. Cette intervention a été faite dans le service de M. Mouchet.

Observation X

(Malade de M. Vignat).

Mme R..., âgée de 37 ans.

Présente depuis l'âge de 2 ans, une tache couleur café au lait à 1 centimètre au-dessous de l'œil gauche, dans le sillon du nez. Le 8 avril 1911, elle consulte M. Vignat pour se débarrasser de cette difformité. Le nœvus pigmentaire verruqueux, grand comme une pièce de 50 centimes est nettement exubérant. Deux cautérisations sont pratiquées à huit jours d'intervalle.

La photo n° 3 indique le résultat obtenu.

Observation XI

(Malade de M. Vignat).

C. B..., 12 ans.

Tache congénitale couleur café au lait, ayant augmentée de dimension cinq à six mois après la naissance. Le 6 mai 1912, le nœvus pigmentaire est de la dimension d'une pièce de 1 franc ; il est localisé sur la face externe de la fesse gauche. Très surélevé. Une simple projection d'air chaud à 750° suffit, accompagnée d'un curettage énergique. Un mois et demi après l'intervention, il n'y a plus trace de cicatrice.

Observation XII

(Malade de M. Vignat).

M. R..., 23 ans.

Tache congénitale située sur la tête du sourcil droit. Il s'agit d'un nœvus pigmentaire verruqueux qui augmente depuis quelques mois.

Le 6 avril 1910 il est de la dimension d'une pièce de 50 centimes. Très exubérant et végétant, contenant à son intérieur plusieurs poils.

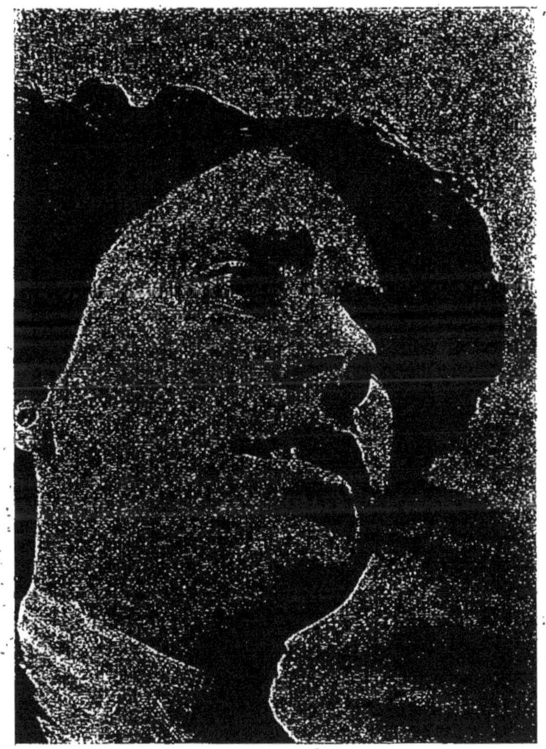

N° 4. XI

Une simple cautérisation avec curettage suffit, et l'on obtient les résultats parfaits que l'on peut observer sur la photo. n° 4.

Observation XIII

(Malade de M. Vignat).

L. D..., 27 ans.

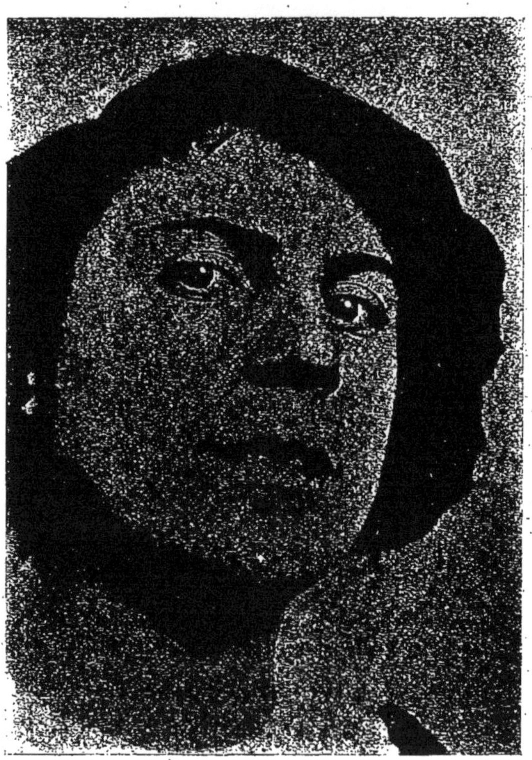

N° 4. Observation XII

Présente au niveau de la tempe droite un nœvus verruqueux, légèrement pilaire, très hyperkératosique, très saillant, de couleur brun foncé et de la dimension d'une pièce de 5 francs. Sous anesthésie chloroformique, la surface verruqueuse est carbonisée par des projections successives

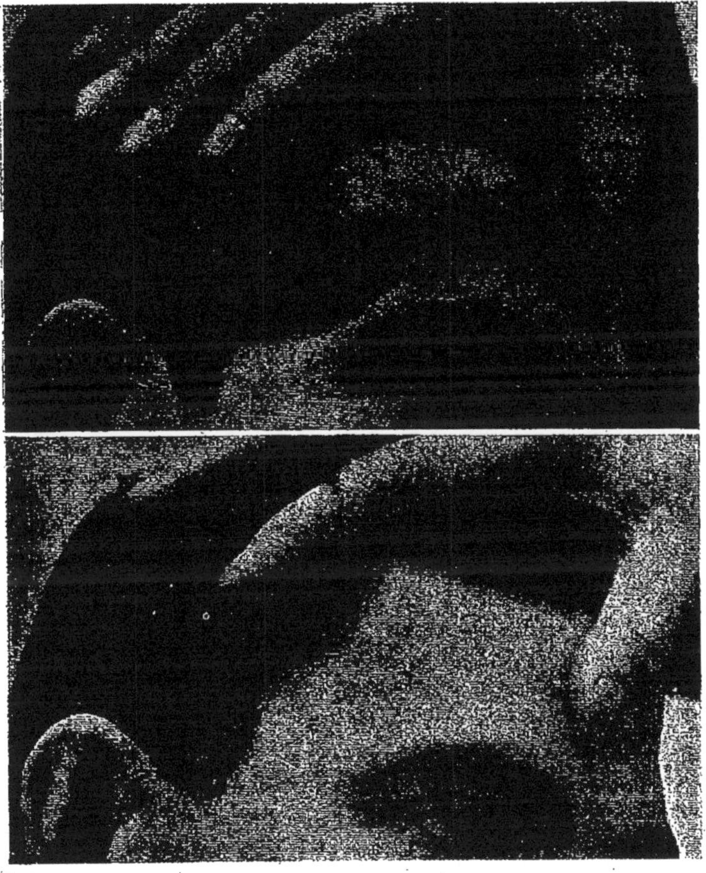

N° 5. Observation XIII.

d'air chaud, puis avec une curette on extirpe de véritables végétations épidermiques pénétrant profondément dans le tégument ; en outre, de nombreux poils sont arrachés simultanément. Ce curettage met à nu une surface saignante, tomenteuse qui est cautérisée par des injections d'air chaud. Dans les jours suivants, il se fit une encharre qui tomba au bout de quinze jours, et un mois après la cicatrisation était parfaite. Aujourd'hui, c'est à peine si l'on peut reconnaître la région sur laquelle siégeait le nœvus. (Phot. n° 5).

Observation XIV

(Malade de M. Broca opéré par M. Vignat).

R. H..., enfant né avant terme (2 jumeaux).

Présente un angiome congénital de la face interne de la cuisse droite, remarqué trois ou quatre jours après la naissance. Cette tumeur augmente progressivement de volume, ce qui décide la mère à venir consulter à l'hôpital Necker.

Elle amène son enfant à M. Broca qui constate un gros angiome de la partie supra-interne de la cuisse droite, large de 8 centimètres et haut de 7 à 8 centimètres. La tumeur est saillante et exubérante. L'enfant est âgé de 6 mois 1/2. A ce moment, des pointes de feu profondes sont pratiquées, mais le résultat étant très imparfait, des cautérisations sont appliquées; trois semaines plus tard, le 16 juin 1911, un curettage profond accompagna cette intervention, et la destruction complète de la tumeur vasculaire est obtenue. Deux mois après, cicatrice parfaite. (Phot. 6).

Observation XV

(Malade de M. Broca opéré par M. Vignat).

L. H.... enfant âgé de 7 mois.

Angiome congénital situé sur la pommette droite, du volume d'une cerise. Est amené à Necker dans le service de

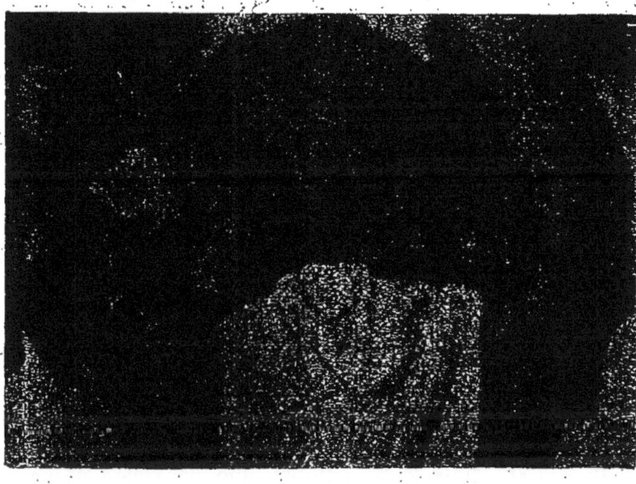

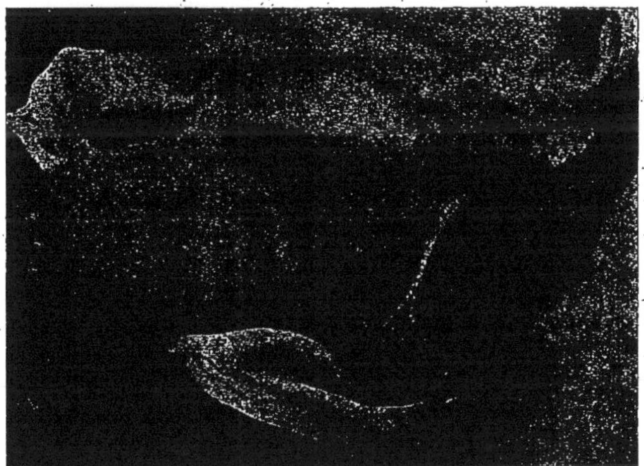

N° 6. Observation XIV.

M. Broca. Le centre est blanc cicatriciel, la périphérie est rouge framboise. Le 22 mai 1911 des cautérisations d'air chaud à 750° sont appliquées avec curettage profond sous chloroforme.

Résultat excellent un mois et demi après.

Observation XVI

(Malade de M. Vignat).

R. V..., 18 ans.

Présente une tumeur congénitale située sur la partie supéro-interne de la cuisse gauche et s'étendant sur le pli de l'aîne. Haute de 12 centimètres et large de 5 cent. 1/2, cette lésion est un nœvus vasculaire de couleur rouge framboisé. Le 14 octobre 1911, il est traité par une projection d'air à 750°, puis le 25 octobre une deuxième séance est faite et enfin le 4 novembre. Le curettage est énergique car la tumeur est profonde. A la suite de ces trois séances, toute la tumeur est détruite et trois mois après le malade écrit de province qu'il est complètement débarrassé de sa difformité et que la cicatrisation est parfaite.

Observation XVII

(Malade de M. Vignat).

P. M..., 40 ans.

Tache café au lait à la naissance ; se développant quelques mois après la naissance. En forme de croissant, ce nœvus pigmentaire verruqueux renferme un certain nombre de poils et embrasse, par sa concavité, la commissure de la bouche du côté droit. Les dimensions sont de 6 centimètres de long sur 1 centimètre de large.

Le 14 juin 1911 la tumeur est détruite par une seule séance d'air chaud à 750°. Le résultat a été excellent au bout de deux mois.

CONCLUSIONS

Parmi tous les traitements employés dans les cas de nœvi et d'angiomes, il semble donc que la cautérisation à 750° à l'air chaud est celui qui donne les meilleurs résultats et qu'il constitue le procédé de choix.

Telle est l'opinion de M. Mouchet, qui s'est très nettement expliqué à ce sujet à la Société de Médecine de Paris (séance du 28 octobre 1911).

Voici ce qu'il dit :

Le traitement à l'air surchauffé présente les avantages suivants :

« 1° Il est *simple*, pas de manipulations compliquées, « pas de difficultés d'application, pansements consécu- « tifs très faciles (attouchements iodés, poudre dessé- « chante et gaze stérilisée) ;

« 2° Il est *rapide* ; une séance a pu suffire pour des « taches pigmentaires ; un petit nombre de séances en « tout cas suffit pour les plus volumineux angiomes cu- « tanés et sous-cutanés, dont vous venez de voir défiler « devant vous des exemples frappants. »

« Quelle différence avec les procédés lents de l'élec-
« trolyse linéaire, de la thermocautérisation, de la neige
« carbonique si en faveur l'an passé), du radium enfin !

« Pour ne parler que de la thermocautérisation, et de
« la neige carbonique, seuls procédés dont j'ai fait l'expé-
« rience, et que j'ai employés souvent avec succès, je ne
« saurais établir de comparaison et comme application,
« et comme résultats entre eux et le traitement à l'air
« surchauffé.

« Outre sa simplicité et sa rapidité d'action, la mé-
« thode de M. Vignat a encore des avantages ; c'est la
« perfection de la guérison, c'est le caractère esthétique
« de la cicatrice. »

3° La guérison est, en effet, très *rapide*, et quelques pansements suffisent pour l'obtenir ;

4° La cicatrice est parfaite et, comme le fait remarquer M. Mouchet, elle est « tout à fait *esthétique* », si belle quand il s'agit de taches érectiles, qu'elle est pour ainsi dire invisible. »

5° Enfin, le traitement à l'air surchauffé dans les cas d'angiomes et de nœvi est applicable à toutes ces tumeurs aussi bien pigmentaires que vasculaires. Il est donc *universel*. C'est l'idée qu'en forme M. Mouchet lorsqu'il dit :

« L'extirpation chirurgicale est le procédé de choix
« toutes les fois qu'elle est applicable, mais elle ne l'est
« pas toujours, soit parce que l'angiome est trop étendu,
« soit parce qu'en raison de son siège, son ablation cau-

« serait une difformité difficilement réparable (angiomes « des lèvres, des paupières, de l'anus, de la vulve. »

« Dans ces cas, toutes les fois que l'extirpation chirur- « gicale n'est pas possible, je crois que le traitement « par l'air surchauffé est de beaucoup supérieur aux au- « tres procédés employés pour faire disparaître les an- « giomes. »

BIBLIOGRAPHIE

BELOT. — La radiothérapie, son application aux affections cutanées.

BESNIER, BROCQ et JACQUET. — La pratique dermatologique.

BROCQ. — Traité élémentaire dermatologique pratique.

GAUCHER. — Leçons sur les maladies de la peau.

GAUCHER et CROUZON. — Nœvus verruqueux zoniforme du membre supérieur droit (*Bull. de la Soc. de Dermat.*, janvier 1902).

REBOUL. — Epithélioma développé sur les nœvi. (*Th. de Paris*, 1892).

G.-H. FOX. — Guérison d'un nœvus de la face par l'électrolyse (*Journal operitaneous and genito-Discases*, New-York, mai 1893).

KIRMISSON, QUÉNU, DELBET. — Des abus et des dangers de la radiumthérapie appliquée à la cure des angiomes. (*Bulletin de la Société de Chirurgie de Paris*, séance du 12 juin 1912).

VIGNAT. — La douche d'air chaud en thérapeutique. (Extrait de la *Presse Médicale*, n° 96, 2 décembre 1911).

GAUCHER et TRÉMOLLIÈRES. — Nœvus angiomateux et hypertrophique de la face. (*Bull. de la Société de Dermatologie*, 4 décembre 1902).

GAUCHER et LACÉPÈDE. — Nœvus vasculaire verruqueux de la fesse, avec hémorragie répétée. (*Bull. de la Soc. de dermat.*, mai 1902).

WICKHAM. — Emploi du radium en thérapeutique (*Annales de Dermatologie*, octobre 1906).

WICKHAM et DEGRAIS. — Radiumthérapie, 1 vol. in-8, 1909.

WICKHAM et DEGRAIS. — Traitement des angiomes par le radium (*Revue de Médecine*, juin et juillet 1908).

BONAMY et LUCIEN MULLER. — L'air chaud en chirurgie, son mode d'emploi, les résultats obtenus.

RAVAUT. — L'air chaud en thérapeutique dermatologique. (*Annales de Dermatologie et de Syphiligraphie*, mars 1910).

GRAS. — Contribution à l'étude du traitement des dermatoses par le radium.

HALLOPEAU et LEREDDE. — Traité pratique de dermatologie.

DARIER. — Précis de dermatologie.

MASOTTE. — Traitement des dermatoses par le radium en 1910.

UNNA. — Thérapeutique des maladies de la peau.

JACOBI. — Atlas des maladies de la peau et des principales maladies vénériennes, 1904.

J.-L. FAURE. — Les maladies chirurgicales de la peau et du tissu cellulaire sous-cutané.

TABLE DES MATIÈRES

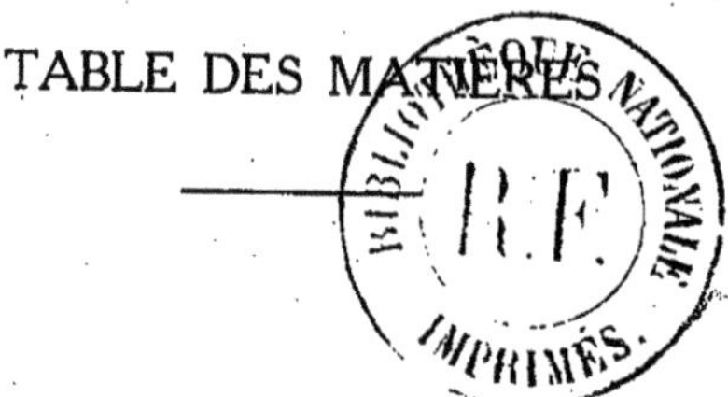

Imprimerie Davy, 52, rue Madame. — Paris

www.ingramcontent.com/pod-product-compliance
Ingram Content Group UK Ltd.
Pitfield, Milton Keynes, MK11 3LW, UK
UKHW021007220726
13924UKWH00002B/918